AF337598

DE L'ABUS

DES LIQUEURS ALCOOLIQUES

COMME

CAUSE DE DÉGÉNÉRESCENCE PHYSIQUE ET MORALE DES PEUPLES

ET

DES MOYENS D'Y REMÉDIER

PAR LE Dr BEAUFUMÉ

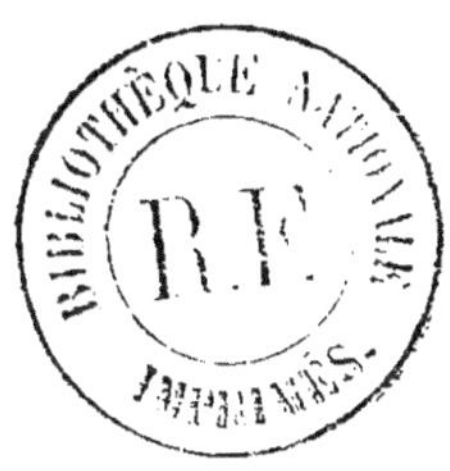

> « Chacun est maître de soi, suivant la loi
> » moderne ; mais, si les éligibles et les prolé-
> » taires qui liront ces pages croient ne faire
> » de mal qu'à eux en fumant comme des
> » remorqueurs ou buvant comme des Alexan-
> » dre, ils se trompent étrangement ; ils adul-
> » tèrent la génération, d'où la ruine du pays ;
> » une génération n'a pas le droit d'en amoin-
> » drir une autre. »
>
> BALZAC.

JUILLET 1871

PARIS

DENTU, ÉDITEUR-LIBRAIRE

PALAIS-ROYAL, GALERIE D'ORLÉANS, 15.

1871

AVERTISSEMENT.

Ce que nous allons publier se rencontre dans toutes les statistiques, qui ne sont pas le côté le moins intéressant, le moins philosophique et en même temps le moins utile de la science médicale. Nous avons surtout mis à contribution ce qu'un éminent statisticien, M. le docteur Lancereaux, a écrit sur l'alcoolisme ; mais, comme les œuvres de ce genre, réservées en général aux méditations des hommes de l'art, restent à peu près lettre-morte pour la société, nous avons pensé, qu'au moment où l'on n'entend parler que de régénération, le public nous saurait gré de le mettre à même de sonder lui-même une plaie dont il est loin de soupçonner toute la gravité. Tant mieux si nous atteignons ce but et surtout si nous apportons une toute petite pierre à cette réédification de la société qu'il est temps de commencer, si nous voulons que la France reprenne, à la tête des nations contemporaines, le rang dont elle n'eût jamais dû descendre.

Dr BEAUFUMÉ.

DE L'ABUS

DES LIQUEURS ALCOOLIQUES

COMME

CAUSE DE DÉGÉNÉRESCENCE PHYSIQUE ET MORALE DES PEUPLES

ET

DES MOYENS D'Y REMÉDIER

> « Chacun est maître de soi, suivant la loi
> » moderne ; mais, si les éligibles et les prolé-
> » taires qui liront ces pages croient ne faire
> » de mal qu'à eux en fumant comme des
> » remorqueurs ou buvant comme des Alexan-
> » dre, ils se trompent étrangement ; ils adul-
> » tèrent la génération, d'où la ruine du pays ;
> » une génération n'a pas le droit d'en amoin-
> » drir une autre. »
>
> BALZAC.

La chronique biblique nous l'apprend (*Genèse*, ch. 9), l'ivresse naquit le jour où mûrit le premier raisin ; Holopherne paya de sa tête d'imprudentes et trop copieuses libations (*Judith*, 12), et il est probable que la chevelure allégorique de Samson ne fut autre chose que sa sobriété, dont triomphèrent les liqueurs trompeuses versées par la main de l'artificieuse Dalila.

L'art d'obtenir les boissons enivrantes fut, de temps immémorial, connu des Indiens et des Chinois, ces peuples antiques avant tout ; Bacchus eut ses temples à Athènes et à Sparte ; on sait jusqu'à quel point Rome dégénérée se livra aux excès de la table ; l'ivrognerie entra dans les Gaules avec la vigne ; pour extirper ce vice et avec lui l'esprit d'insubordination et de révolte qui en étaient la conséquence, un gouverneur romain ne trouva d'autre moyen que de détruire le plan producteur d'un liquide devenu dangereux.

Mais ce fut surtout au XIe siècle, lorsque la chimie, cette source de tout bien et de tout mal, nous eut initié à l'art pernicieux de produire l'alcool, que l'abus de cette liqueur prit de funestes proportions. Au XVIe siècle, l'Angleterre et la France l'avaient déjà popularisée, non-seulement dans leurs armées, mais encore dans toutes les classes de la société, tandis que les conquérants du Nouveau-Monde portaient, avec elle, à ses peuples demi-sauvages, un fléau plus meurtrier que leurs armées.

Aujourd'hui, de quelque côté qu'on porte ses investigations, elles aboutissent aux résultats d'une effrayante statistique : Au-delà des mers, on trouve que, dans les États-Unis d'Amérique, où l'on comptait alors 300,000 ivrognes, la consommation des liqueurs fortes atteignait déjà, en 1828, le chiffre énorme de 273 à 300 millions de litres ; pendant la guerre qui vient d'ensanglanter ce vaste pays, quelles incalculables proportions cette consommation n'a-t-elle pas dû atteindre !

En Asie, en Chine, l'alcool seconde, en les dépassant peut-être, les effets désastreux de l'opium et du hatchis ; dans l'Inde, l'abus de l'esprit de palmier décime en même temps et le peuple et l'armée anglaise ; les alcools de canne et d'aloès sont le poison du Mexicain ; le Caraïbe, dédaignant le jus de patate avec lequel il s'enivrait autrefois, est devenu avide de nos liqueurs alcooliques dont l'introduction dépeuple Thaïti ; en Afrique, les peuplades Hottentotes achèvent de s'éteindre sous l'action dévorante de l'eau-de-feu, dont la race nègre est peut-être de toutes la plus avide ; qui ne sait que, dans ces tristes parages, le recruteur de chair humaine compléta plus d'une fois, pour quelques litres d'alcool, la cargaison attendue par son digne complice le négrier ?

En Algérie, nos colons et nos soldats, qu'une civilisation plus avancée et une cruelle expérience devraient préserver, trouvent, dans l'abus des liqueurs fortes et surtout de l'absinthe, une cause de destruction non moins affreuse que l'action d'un climat inhospitalier.

En Europe, ce sont les peuples du Nord qui se distinguent par l'usage immodéré des spiritueux ; si l'on met la population de la Suède en regard de son étrange fabrication d'alcool, on trouve que chaque habitant y consomme annuellement 80 ou 100 litres de ce funeste liquide. L'ivrognerie, en Pologne, est le défaut non-seulement du peuple des villes et des campagnes, chez qui le besoin d'oublier une servitude honteuse explique, sans l'excuser, de déplorables excès ; un auteur la reproche même aux classes élevées de la société (Joseph Frank, *Médecine pratique*). D'après le même auteur, en Russie, l'ivrognerie n'aurait pas atteint de moins grandes proportions, et ce serait tout juste si les hôpitaux de Saint-Pétersbourg pourraient suffire au nombre, toujours croissant, de malades qui viennent y expier leur intempérance.

La Prusse occupe un rang important parmi les pays qui se font remarquer par l'abus des alcools ; Berlin, qui a environ 400,000 habitants, ne compte pas moins de 6,400 débits de liqueurs fortes. Si l'on en croit un auteur, la consommation de ces liqueurs a pris, dans ce pays, des proportions telles que non-seulement des familles, mais des communes entières, sont menacées d'une démoralisation complète.

En Suisse, ceux qui ont servi à l'étranger en ont rapporté le goût des liqueurs alcooliques. Keslegg, petite ville de 1,900 âmes, a 26 distilleries d'eau-de-vie de pommes de terre, et beaucoup de personnes boivent, chaque jour, jusqu'à quatre copenn de ce liquide malfaisant ; on sait que l'alcool de pommes de terre produit l'ivresse la plus déplorable de toutes, l'ivresse hébétante.

La Suisse est, en outre, la patrie de l'absinthe ; chaque année, elle expédie en France près de 8 millions de litres de cette funeste liqueur.

Mais, c'est l'Angleterre qu'il faut, sans contredit, placer à la tête des nations chez lesquelles l'abus des liqueurs fortes exerce ses effets désastreux ; là, le vin de France des meilleurs crûs n'offre qu'un stimulant imparfait aux palais blasés par le Madère, le Xérès, dont chaque mets est arrosé, comme en France, d'eau rougie ; le rhum , le kirch, l'eau-de-vie de France coulent abondamment sur la table du riche , tandis que le buveur vulgaire se gorge de gin et de wiski. Ce que nous avons vu, pendant nos divers séjours dans la Grande-Bretagne , nous permet d'affirmer que , dans ce pays, la consommation des liqueurs fortes défie toute statistique, et nous croirions volontiers, avec une feuille périodique, que, si l'on pouvait réunir dans un bassin tout le gin et le wiski qui se boivent, à Londres seulement, plusieurs navires de haut bord y feraient, à leur aise, leurs évolutions. En 1751, l'intempérance était portée à un tel point en Angleterre que , dans plus d'une localité, les débitants ajoutaient à leur enseigne cette singulière recommandation que , pour la modique somme d'un penny (10 cent.), on pouvait s'enivrer, pour deux pennys, se rendre ivre-mort, et avoir, par-dessus le marché, de la paille pour dormir jusqu'au retour de l'état normal (Smollet).

D'après un relevé présenté au parlement britannique en 1863, les distilleries de l'Écosse auraient fabriqué, l'année précédente, 596,063 hectolitres d'alcools, soit plus de la moitié de la production du Royaume-Uni , évaluée à 1,134,861 hectolitres, et, dans le pays seulement, il s'en serait consommé plus de 200,000 hectolitres ; ce qui établit , sans conteste, qu'en Écosse l'intempérance alcoolique n'a pas pris moins de développement qu'en Angleterre.

Nous terminerons cette revue par la France, où, nous le constatons à regret, l'abus des alcools prend, chaque jour, des proportions qui ne sont pas moins inquiétantes. D'après les statistiques, c'est moins dans la zone du Midi qu'ailleurs, que ce fléau destructeur fait subir ses déplorables effets ; la Seine-Inférieure, le Calvados, la Manche, le Pas-de-Calais, les Côtes-du-Nord, le Finistère , la Meurthe, les Vosges, seraient les départements où l'alcoolisme est le plus répandu ; à ces départements, il ne faut pas oublier d'ajouter celui de la Seine dans lequel la consommation des liquides spiritueux va toujours en augmentant. D'après M. Husson, cette consommation qui était, dans la capitale, de 1827 à 1830, de 69,871 hectolitres, ou 8 litres 96 par habitant et par an, aurait atteint, de 1851 à 1854, le chiffre de 150,047 hectolitres ou 14 litres 25. Aussi, dans les hôpitaux de Paris, l'autopsie révèle-t-elle, chaque jour davantage, les effets meurtriers de ce funeste progrès. Des relevés sérieux montreraient, sans nul doute, que, dans les autres centres de population, l'usage des alcools a suivi la même progression ; mais un fait qui en témoigne plus haut que toutes les statistiques, c'est le développement extraordinaire qu'a pris, depuis dix ans, l'art de la distillation, développement auquel on ne peut rationnellement assigner d'autre cause que la consommation qui en est, sinon le seul, du moins le principal agent. Aussi n'est-ce plus dans les villes seulement qu'il faut rechercher les éléments d'appréciation capables d'éclairer la question de la consommation des alcools ; dans la campagne, il n'y a plus un bourg, un village dont l'habitant ne soit convié, par un ou plusieurs débitants, à s'empoisonner encore plus efficacement qu'à la ville, en raison de la qualité, plus mauvaise encore, des drogues qu'on lui vend : telle est la situation.

Les effets de l'alcool sur l'organisme sont immédiats ou consécutifs : dans le premier cas, leur intensité peut atteindre un degré assez élevé pour déterminer promptement la mort ; les annales de la science comptent de nombreux cas de cette funeste terminaison ; dès 1754, Saint-Pétersbourg perdait annuellement plus de 600 individus, mourant en état d'ivresse ; en France, MM. Devergie, Tardieu, ont recueilli de nombreux cas de ce genre, et le chiffre de ceux que la presse enregistre augmente chaque jour davantage ; évidemment l'Angleterre, la Prusse, tous les pays enfin où l'on abuse des alcools, s'ils entraient dans une statistique, y apporteraient un lourd contingent.

Les altérations organiques qu'on rencontre le plus communément chez les sujets qui ont succombé à cette mort honteuse, ont leur siége dans le cerveau, le poumon, le cœur, etc. ; mais si l'ivresse dont la terminaison a été fatale n'était que le dénoûment d'un vice longtemps satisfait, ces lésions s'accompagnent de beaucoup d'autres dont nous allons faire l'énumération en parlant de l'ivrognerie.

— Celle-ci, véritable intoxication lente dont l'effet est d'apporter dans les fonctions organiques des perturbations sans nombre, n'est autre chose que l'ivresse souvent répétée ; la gastrite et les altérations qui en sont la suite, telles que le ramollissement, la dilatation ou le rétrécissement de l'estomac, les lésions analogues du tube intestinal, la dispepsie sous toutes ses formes, l'hépatite et ses conséquences, l'ictère, les transformations stéatiques et cyrrhiques, la dégénération de toutes les glandes en général, et notamment du pancréas, du rein, des parotides, des sous-maxillaires mésentériques, celles du péritoine, l'anasarque, l'ascite, les maladies de la vessie, la gravelle, les calculs, la goutte, les affections du péricarde, du cœur, des os, de la moelle épinière, la paralysie, la phtisie, l'inflammation interne des grosses veines et surtout du système de la veine-porte, l'altération du sang dans tout l'ensemble de la circulation, l'ophtalmie palpébrale ou oculaire, l'ambliopie, l'amaurose, l'acnée ou couperose des ivrognes, avec ses ignobles bourgeons, stygmates accusateurs de l'intempérance, la combustion spontanée, etc., tels sont les effets de la satisfaction lente et chaque jour répétée d'une funeste passion ; et ce n'est pas d'aujourd'hui que ces tristes conséquences ont attiré l'attention du médecin, du philosophe ; le précepteur de Néron, à bien des siècles de nous, critiquant les excès d'un règne tristement célèbre, a laissé à la postérité, dans les quelques mots suivants, le tableau laconique, mais frappant, des effets de l'intempérance : « *indè pallor et nervorum vino madentium* » la pâleur et le relâchement des chairs qui suent le vin.

Sous l'empire de tant de causes de destruction, faut-il s'étonner que des statistiques, même imparfaites, accusent dans tous les pays des résultats meurtriers ? Nous avons signalé plus haut l'immense consommation des alcools aux États-Unis dès 1828 ; aussi y comptait-on déjà annuellement plus de 30,000 décès par suite d'ivrognerie ; en Russie, plus de 10,000 sujets succombent, chaque année, aux mêmes effets; en Angleterre, 50,000 victimes au moins forment une effrayante hécatombe ; chez les noirs on estime que les trois quarts des décès ont pour cause l'abus du tafia, et chez nous personne n'ignore combien de noms viennent chaque jour s'inscrire au funeste tableau.

Tel est l'effet des affections organiques sans nombre qui

— 9 —

moissonnent sur tous les points du globe les buveurs d'alcool ;
mais c'est surtout au système nerveux, à l'intelligence, à la
faculté reproductrice, que l'intoxication alcoolique porte une
atteinte aussi profonde que déplorable dans ses résultats.

Du côté du système nerveux, c'est le délirium tremens, apogée
des désordres dont il est frappé, qui produit dans tout l'ensemble musculaire une ataxie partielle ou générale, les crampes,
les convulsions ; c'est encore souvent l'épilepsie dont le dénoûment est l'apoplexie et la mort.

L'intelligence, frappée dans sa source, subit des modifications
diverses dont les formes les plus communes sont la manie, la
démence.

D'après le docteur Lancereaux, Bayle attribue à l'action des
boissons alcooliques un tiers des maladies mentales qu'il a observées : « Sur 1,079 aliénés admis à Bicêtre, de 1808 à 1813, on
» compte 126 maladies par suite d'excès de boissons ; sur 264 alié-
» nations observées chez les femmes à la Salpétrière, 26, suivant
» Esquirol, devaient être attribuées uniquement à l'ivrognerie ;
» sur 150 femmes en démence, 6 devaient leur infirmité à la
» même cause (Royer-Collard) ; Casper nous apprend qu'à Berlin
» près du tiers des aliénés, appartenant aux basses classes du peu-
» ple, sont tombés dans leur triste état par l'abus de l'eau-de-vie.
» Sur 12,007 cas d'aliénation mentale relevés en Angleterre,
» 1,799 ou près d'un 15me reconnaissent pour cause l'intempé-
» rance (Carpentier) ; MM. Debouteville et Pourchappe *(Notice*
» *statistique sur l'asile des aliénés de la Seine-Inférieure,* pour
» la période comprise entre le 11 juillet 1825 et le 31 décem-
» bre 1843,) ont trouvé, pour une période de 18 années, le chiffre
» de 28 pour cent. M. Morel ne compte pas moins de 200 malades
» par 1,000, chez lesquels l'affection mentale était due à la même
» cause. Sur un relevé de 1,595 cas observés à Maréville, 115 fois
» les excès alcooliques ont été incriminés (Archambaut, thèse de
» Motet). Les statistiques qui précèdent font connaître la fréquence
» de la folie alcoolique, celles qui vont suivre en indiquent
» la progression. De 1826 à 1835, il est entré dans la maison
» de Charenton 1,557 aliénés, dont 134 avaient perdu la raison
» par suite de l'abus des liqueurs fortes (Esquirol, *Maladies*

» *mentales*), 8 pour cent ; de 1857 à 1864, il a été admis dans la
» même maison 1,146 malades et 277 fois ont été signalées les
» mêmes causes, 24 pour cent (Lagarosse, thèse de Paris). A Bi-
» cêtre, M. Contesse a trouvé 1,000 cas d'alcoolisme sur 5,238 cas
» de délire variés, ce qui donne une proportion de 19 pour cent.
» Sur un relevé de sept années, de 1855 à 1862, le même auteur
» a pu voir que la proportion des affections alcooliques augmen-
» tait d'une manière surprenante au point qu'elle a plus que
» doublé ; de 12,78 pour cent, elle a monté à plus de 25. Ces
» chiffres démontrent d'une façon malheureusement trop claire
» que l'abus des liqueurs fortes est l'une des causes perturbatrices
» les plus puissantes de la vie morale et intellectuelle à laquelle
» elle porte une atteinte profonde par des désordres aussi nom-
» breux que variés. Le suicide est un effet très-commun de ces
» désordres. Du dépouillement de 4,575 dossiers, il est résulté
» pour M. Renaudin que 530 suicidés s'étaient donné la mort par
» suite d'habitude d'ivrognerie : sur ce nombre 136 étaient alié-
» nés ; 53 fois la manie du suicide a été clairement établie (*An-*
» *nales de médecine psychologique*, Briesre de Boismond).
» D'après Schlegel, en Angleterre, en Allemagne, en Russie,
» l'ivrognerie est la principale cause du suicide ; en 1829, 200 sui-
» cides ont eu lieu à Londres par suite de l'habitude des boissons
» spiritueuses ; d'après Casper, le quart des habitants de Berlin
» qui, de 1812 à 1821, ont attenté à leurs jours, étaient des gens
» adonnés à la boisson ; dans les pays méridionaux, où l'usage
» des liqueurs fortes est moins fréquent, le suicide est aussi plus
» rare. » (Docteur Lancereaux, *Alcoolisme.*)

Jusque-là l'ivrognerie borne ses effets à l'individu lui-même, mais nous allons les voir s'étendre, par un retentissement funeste, à la société tout entière.

L'atrophie des organes de la reproduction, par suite de l'abus des alcools, a pour résultat l'impuissance chez l'homme, la stéri-lité chez la femme ; mais un effet autrement regrettable de l'alcoo-lisme, au point de vue de la propagation des peuples, c'est son influence sur la progéniture ; Hippocrate en a signalé les fâ-cheux effets. L'ivrogne, dit Amyot, n'engendre rien qui vaille ; d'après Bacon, beaucoup d'idiots, d'imbéciles, sont nés de parents

ivrognes. « Avant d'être impuissant, dit le docteur Lance-
» reaux, c'est dans les conditions physiques et morales de sa
» descendance que l'ivrogne donne le signe le plus certain de
» la profonde modification de son organisme. D'après Darwin,
» toutes les maladies produites par l'abus des alcools sont
» héréditaires, transmissibles même jusqu'à la troisième géné-
» ration, et s'aggravent peu à peu, quand la cause persiste jus-
» qu'à ce que la famille s'éteigne. Roesch, Mason, Cox, Lippich,
» Friedrich, s'accordent pour attribuer à l'ivrognerie une fatale in-
» fluence sur la santé des enfants qui sont exposés aux conges-
» tions encéphaliques, à l'hydrocéphalie, à l'idiotisme, à toutes
» sortes d'aberrations intellectuelles, à la démence même. Si la
» statistique de la mortalité à Londres nous montre la moitié
» des enfants, nés dans cette cité, modèle de l'intempérance, en-
» levés avant d'avoir atteint l'âge de trois ans, tandis que, parmi
» les quakers, la moitié parvient à quarante-cinq ans, faut-
» il chercher la cause de cette différence ailleurs que dans les
» excès alcooliques des habitants de la ville et la tempé-
» rance par laquelle se distinguent les quakers? De nou-
» velles études sur les effets de l'alcoolisme sur la progé-
» niture, ne permettent pas de douter que l'état d'ivresse chez
» l'homme, au moment de la conception, devient fréquemment,
» pour les enfants, une cause d'épilepsie, de paralysie congénitale,
» d'aliénation mentale, d'idiotisme, etc. N'est-ce pas pour avoir
» aperçu ces tristes résultats que les Carthaginois prescrivaient
» aux mariés de ne boire, le jour de leurs noces, autre chose que
» de l'eau?

» L'individu qui hérite de l'alcoolisme, est en général marqué
» du sceau d'une dégénérescence qui se manifeste tout particu-
» lièrement par des troubles des fonctions nerveuses. Enfant, il
» est emporté par des convulsions ou d'autres désordres nerveux,
» il reste idiot ou imbécile; adulte, il a un cachet spécial, sa tête
» est petite (tendance à la microcéphalie), sa physionomie est hé-
» bétée, son regard sans expression ou stupide... La passion des
» boissons alcooliques, la tendance à l'immoralité, à la déprava-
» tion, au cynisme, tel est, en somme, le triste héritage que
» laissent à leurs descendants un nombre, malheureusement

» trop grand, d'individus adonnés aux boissons alcooliques. »
(Lancereaux.)

En même temps qu'il fonde ainsi une race malheureuse, l'ivrogne apporte dans sa famille d'autres désordres qui ne sont pas moins à déplorer ; d'abord insouciant de son devoir, il finit par fuir le travail et, s'il le reprend, ce n'est que pour avoir le moyen de satisfaire une honteuse passion ; il ne travaille plus que pour elle, et bientôt n'est plus ni père, ni époux ; heureux quand à l'abandon, à la misère, à laquelle il condamne impitoyablement ceux qu'il devait soutenir, il n'ajoute pas les mauvais traitements ; heureux encore quand l'épouse qu'il corrompt quelquefois elle-même, froissée, délaissée, ne se range pas parmi les victimes dont chaque jour quelqu'une glisse dans le goufre de la prostitution.

De la famille l'action funeste de l'homme, ainsi dégradé, ne tarde pas à passer à la société ; son contact corrompt, son exemple entraîne souvent ceux que leur situation met en rapport avec lui ; combien d'hommes, doués primitivement d'excellents instincts, ont été perdus ainsi par l'effet d'une dangereuse contagion. Le malaise de l'agriculture, de l'industrie augmente chaque jour par suite de l'indocilité, de la paresse des hommes que l'ivrognerie convie à un chômage souvent répété. L'ivrogne n'est plus un citoyen, c'est une charge pour l'État ; il fournit à la police, qu'il tiendrait seul en haleine, plus de délits que tout le reste de la société : de l'ivresse au vol, à l'attentat à la pudeur, il n'y a qu'un pas, et les annales judiciaires nous montrent, à chaque instant, le meurtre, né de l'ivresse, venant s'expier sur l'échafaud.

Ce qu'a révélé la campagne de 1870-1871 n'est pas moins déplorable que le tableau que nous venons de tracer ; nous laisserons parler un chirurgien qui a longtemps vécu dans les armées, M. le docteur Jeaunel. « L'ivrognerie, dit-il, dont le tableau nous
» a si souvent attristé pendant le siége de Paris, constituait une
» plaie non moins répugnante dans nos armées de province, et n'a
» pas peu contribué à nos désastres, en provoquant l'indiscipline,
» le maraudage, l'indécence, l'oubli de toute propreté, la négli-
» gence et même la vente des effets d'équipement, le pillage des

» convois, puis la défiance, les réclamations et les récriminations
» haineuses, la désobéissance au commandement et la fuite à
» l'approche de l'ennemi. L'ivrognerie ruine physiquement
» l'armée ; elle diminue la résistance des hommes à la fatigue,
» aux intempéries, aux privations ; elle aggrave les blessures
» (Roesch, Tardieu) ; elle entrave le succès des opérations chi-
» rurgicales (A. Fournier, Verneuil) ; elle diminue la résistance
» aux influences morbifiques ; elle prépare la léthalité des épi-
» démies. » (Séance de l'Académie de médecine, mai 1871.)

Ce qu'on a pu constater ici, soit pendant le long séjour des
troupes de toute espèce, soit lors de la honteuse débandade d'Orléans, confirme en tous points l'opinion de l'éminent membre de
l'Académie.

Un agent dont les effets secondent singulièrement l'action de
l'alcool, c'est le tabac ; l'histoire de cette plante dangereuse est
trop connue pour que nous la répétions ici ; en faisant ce fatal
présent à l'Europe, le Nouveau-Monde s'est cruellement vengé
des désastres que lui a causé l'importation des poisons spiritueux.

Sauf les rares applications que la médecine a pu faire du tabac,
on peut dire, sans exagération, que c'est une substance inutile
quand elle n'est pas nuisible ; rien ne justifie les propriétés qu'on
lui accorde contre le scorbut maritime ; le seul avantage qu'il
présente aux hommes de mer, ainsi qu'à tous ceux que les
circonstances condamnent à la solitude et à l'isolement, c'est de
les aider à tromper l'ennui. On va voir que cet avantage, s'il
existe, est bien peu de chose comparé à tous les maux que le
tabac peut causer.

Seul et consommé sans mesure, à plus forte raison quand à son
action s'ajoute celle de l'alcool, il détermine des troubles impor-
tants dans l'exercice des facultés intellectuelles ; il rend pares-
seux, diminue l'aptitude à la génération, produit une perturbation fâcheuse dans l'action du cœur, creuse aux lèvres des ulcé-
rations de mauvaise nature, et enfin il a souvent pour effet une
variété d'amaurose signalée, dans ces derniers temps, par Des-
marres, Sichel, etc., et dont nous constatons nous-même, hier encore, un cas dans notre pratique particulière.

Aujourd'hui que ce n'est plus seulement l'adulte qui fume,

qu'on voit des enfants n'éteindre la pipe ou le cigare que pour rentrer sur les bancs de l'école, outre les maux que le tabac cause dans le présent et qu'il prépare pour l'avenir, ne faut-il pas regretter aussi le prélèvement fâcheux qu'amène une habitude coûteuse sur le budget de la famille, au détriment de son bien-être et de son alimentation?

L'alcool et le tabac, voici donc deux agents qui, par leur action isolée ou réunie, minent sourdement la société au point de vue physique et morale. Ce n'est pas que les philosophes, les économistes, la presse, les médecins, les prédicateurs, tous ceux enfin que leurs goûts ou leur profession portent à s'occuper du bien-être des peuples, n'aient fait tous leurs efforts pour neutraliser cette double cause de dégénérescence physique et morale ; on a peine à compter les auteurs qui, depuis le commencement de ce siècle, ont appelé l'attention sur les fâcheux effets de l'alcool et du tabac ; chaque jour encore constate, à cet égard, de la part de la presse, de généreux efforts ; les mesures prises à certaines époques et dans certains pays, de la part des gouvernements, témoignent aussi qu'ils ne sont pas restés indifférents à cette grave question.

Mais tous les efforts de la presse, de la médecine, de la philosophie et des gouvernements eux-mêmes, n'ont pas même abouti à retarder les progrès d'un mal toujours croissant, et en résumé, pour ne parler que de notre pays, notre génération s'étiole et n'est plus, comme on le dit trivialement, qu'une collection de petits *crevés ;* dans un temps prochain que deviendraient la société, la défense nationale, avec de pareils éléments? La campagne désastreuse de 1870 nous l'a surabondamment prouvé ; le peuple est mieux nourri, mieux vêtu, mieux logé qu'autrefois ; à quoi attribuer le peu de résistance aux fatigues et surtout l'indiscipline qui se sont fait remarquer chez beaucoup de nos soldats, sinon au vice presque généralisé de l'ivrognerie?

Le peuple est mieux élevé, plus instruit ; comment expliquer le nombre toujours croissant des délits, des crimes, dont l'ivresse stimulant de mauvais instincts, est, dans plus d'un cas, la cause déterminante, sinon par l'abus des boissons enivrantes?

Il importe d'arrêter, sans retard, un fléau qui menace de nous dévorer ; mais, pour atteindre ce but, ce n'est pas sur la presse, sur la médecine qu'il faut compter : nous avons cité Balzac, nous avons cité l'Académie de médecine, les buveurs se soucient bien et des médecins et des écrivains ! C'est au gouvernement seul qu'incombe la tâche de parer à un mal toujours croissant, et il n'y arrivera que par des moyens coercitifs, appliqués d'une manière rigoureuse, inexorable.

Devant la police correctionnelle, devant le jury, que signifie cette circonstance atténuante de l'ivresse, éternelle planche de salut du délinquant et même du criminel? Un homme m'assomme, il était ivre et jure son grand dieu qu'il en mourra de regret; je reste ce qu'il m'a fait, mort, bien mort, et lui, grâce aux circonstances atténuantes, vivra, avec l'espoir d'échapper, tôt ou tard, à la peine temporaire à laquelle on l'a condamné et probablement tout prêt à recommencer ; je suis femme, on m'a violée, le délinquant était ivre, circonstance atténuante, donc il n'est qu'à moitié coupable ! Une application bien entendue de la justice procéderait tout autrement, et châtierait et l'ivresse et le délit qui cherche à s'en couvrir. Voici la part réservée à la justice civile.

A la justice militaire revient un rôle non moins important ; qu'on la débarrasse d'abord de la loi singulière de 1832 qui, au lieu de prohiber l'ivrognerie se borne à la réglementer, et qu'ensuite elle mette en œuvre tout l'arsenal des moyens qu'une discipline sévère commandera, suspension, destitution, peines disciplinaires de toute espèce, et que ses rigueurs s'étendent, s'il le faut, du soldat aux grades plus élevés ; puis que les officiers prêchent d'exemple, et bientôt la discipline rentrera dans nos camps et avec elle le patriotisme, le sentiment du devoir, puis la victoire qui doit, tôt ou tard, laver nos humiliations dans le sang de nos ennemis. La nouvelle organisation de l'armée, en appelant sous les drapeaux toutes les classes de la société, devra y amener le respect de soi-même, auxiliaire puissant contre le mal qu'on veut extirper (1).

---

(1) Un des effets les plus utiles du service obligatoire sera aussi de rendre moins communs les mariages précoces qui sont une des causes les plus actives de la dégénération des races occidentales.

Nous savons que nos législateurs songent à élaborer une loi contre l'ivrognerie, on ne saurait trop les en féliciter ; mais il faut que cette loi touche, sur tous ses points, la plaie qu'on se propose de cicatriser : que l'homme public, qui donnera l'exemple d'une honteuse faiblesse, en subisse, à quelque degré de l'échelle qu'il soit placé, le juste châtiment ; que le corps des agents de police, des gardes champêtres, exerce une surveillance sérieuse sur ces établissements où le peuple est convié à aller s'empoisonner ; et surtout que ces fonctionnaires, s'ils deviennent, comme cela arrive trop souvent, les complices du scandale qu'ils devraient réprimer, soient immédiatement révoqués (1) ; qu'on ne soit admis du reste à la plus exiguë des places, si l'on n'offre pas le passé le plus pur de tout reproche à l'endroit de la sobriété ; que ces mesures s'étendent jusqu'au Conseil municipal où l'on ne pourra entrer sans présenter toute garantie à cet égard, d'où l'on devra sortir honteusement à la moindre infraction ; qu'elle atteigne surtout l'électeur qu'une Constitution imprudente a investi, pour ainsi dire sans condition, d'un pouvoir dangereux.

« Tous les hommes qui ont à cœur de relever notre pays, écri-
» vait ces jours-ci le journal *Le Français* (20 juin), se préoc-
» cupent, en ce moment, des moyens de combattre les déplora-
» bles effets qui résultent, pour la santé publique, la morale,
» de l'abus des liqueurs alcooliques ; il y a là un péril social.

» Il n'est pas douteux que l'ivrognerie n'ait été au nombre
» des causes qui ont rendu particulièrement odieuse dans ses
» procédés l'insurrection de Paris. La quantité de boissons al-
» cooliques qui ont été consommées à Paris, depuis le mois de
» septembre jusqu'à ces derniers jours, suffirait seule à expli-
» quer la perturbation intellectuelle et morale dont les consé-
» quences scandaleuses et terribles viennent de se produire.

» Sous un régime politique qui remet à chaque citoyen une
» certaine part de gouvernement des affaires générales, l'ivro-
» gnerie a des conséquences particulièrement fatales et des suites

---

(1) A cet égard et à beaucoup d'autres, on arrivera bien difficilement à un résultat si l'on ne réorganise promptement les corps des agents de police et des gardes champêtres.

» en quelque sorte politiques. Le suffrage universel ne cessera
» d'être un danger redoutable pour la société que quand les po-
» pulations appelées à prendre part au vote dans les villes et
» dans les campagnes seront élevées à certaines vertus publi-
» ques sur le caractère desquelles la discussion n'est pas pos-
» sible. »

Et l'écrivain qu'on doit féliciter d'avoir pris l'initiative sur ce
point important eût pu ajouter : quand enfin le citoyen qui passe du
terrain de ses intérêts personnels à celui des intérêts généraux,
arrivera devant l'urne où se décident les destinées du pays, non-
seulement avec l'esprit dégagé des mauvais instincts, compa-
gnons inséparables de l'intempérance, mais quand encore, sa-
chant ce qu'il jette dans le creuset dangereux des élections, il
ne sera plus une machine aveugle fonctionnant au profit de ceux
qui savent le mieux servir ses appétits matériels ou exploiter une
ignorance qui sert de marchepied à leur ambition.

Soyons plus net que l'écrivain que nous citions tout-à-l'heure
et ne craignons pas de dire que, tant que nos mœurs ne seront pas épurées, tant que l'instruction ne sera pas plus avancée,
ce qui malheureusement se fera longtemps attendre, le suffrage
universel, si souvent mis en jeu, sera un véritable danger pour
la stabilité de nos institutions.

A côté des mesures que nous avons indiquées, il en est que
les circonstances commandent tout naturellement à nos législateurs. Parmi les produits qu'ils vont être obligés de frapper d'un
nouvel impôt, aucun ne se recommande évidemment aussi hau-
tement que l'alcool.

Au lieu d'imposer le sucre, le café (1), ces deux produits

----

(1) Le café est, sans contredit, un des cadeaux les plus précieux que nous ait
fait la Providence ; tandis que l'alcool abrutit et développe l'instinct de la féro-
cité, comme la Commune nous en a donné un terrible exemple, le café rend
l'humeur douce, facile ; pendant un séjour que nous avons fait à la Vieille-
Montagne, où travaillaient des Flamands, buveurs d'eau-de-vie, et des Wallons,
qui se nourrissaient presque exclusivement de café, nous avons remarqué que
les premiers étaient querelleurs, indociles, enclins à la paresse, tandis que
les seconds étaient doux, dociles, actifs, toujours disposés au travail, même au
travail de nuit.

qui, en entrant chaque jour davantage dans la consommation générale, sont devenus presque des objets de première nécessité, n'était-ce pas à l'alcool, au tabac, qu'on devait faire expier la nécessité où va se trouver le Trésor de combler un énorme déficit? Tout ne conviait-il pas nos législateurs à les frapper sans ménagement, leur inutilité, leur nocuité, et en même temps l'avantage de créer un impôt moins impopulaire que celui qui atteindra le sucre et le café?

Nous voudrions non-seulement qu'on imposât à toutes ces maisons où le peuple va chaque jour davantage s'empoisonner avec l'alcool et le tabac, des charges qui seraient presque l'équivalent d'une prohibition (patente, cautionnement, etc.), mais qu'encore le poison lui-même qui s'y administre à profusion fût élevé à un prix tel, que les classes ouvrières ne puissent que rarement s'y livrer aux excès qui, comme le dit l'écrivain que nous avons cité, « prépare avec certitude ces classes à l'asservissement. » (Journal *Le Français*, 20 juin.)

Pourquoi ne combattrait-on pas aussi l'ivrognerie par des peines corporelles ou pécuniaires comme au Brésil, par exemple, où l'on condamne à 50 francs d'amende l'ivrogne pris en flagrant délit, à la prison s'il récidive, etc.?

On ne manquera pas de nous objecter que les impôts que nous proposons auraient pour effet immédiat de diminuer la consommation des alcools et des tabacs, deux sources jusque-là importantes, aujourd'hui indispensables de revenu pour l'État; qu'on en fasse l'expérience, et l'on ne tardera pas à constater que, si la consommation est réduite, même de beaucoup, l'élévation de la taxe amènera dans nos coffres une somme non-seulement égale, mais supérieure à celle obtenue jusqu'à ce jour. Ceux qui boivent de l'alcool à quinze centimes le petit verre en boiront moins, il est vrai, quand il faudra le payer quarante ou cinquante centimes, mais ils en boiront encore assez pour que, tout compte fait, le fisc y puise une compensation avantageuse; de même pour le tabac : s'il vaut le double, le triple de ce qu'il coûte aujourd'hui, nous fumerons moins, il est vrai, mais nous fumerons encore assez pour que l'État y trouve largement son compte. Seulement, de l'abus qui nous tue, nous reviendrons à un usage modéré, inoffensif : tous les intérêts seront satisfaits.

Les producteurs d'alcool et l'agriculture, pour laquelle sa fabrication est devenue un auxiliaire précieux, nous demanderont aussi ce que deviendra leur industrie. Évidemment, la réforme que nous réclamons, comme toutes les mesures de ce genre, apportera dans leur économie une certaine, une grande perturbation ; mais ce ne sera qu'un mal passager, car ceux qui travaillent sur une grande échelle, ceux qui fabriquent l'alcool en grand, l'exporteront ou bien pourront parfaitement utiliser leurs usines et leurs capitaux à produire le sucre que nous voudrions voir s'étendre dans les classes les plus pauvres à l'aide d'une production toujours croissante. Quant à l'agriculture, ou elle fera moins de betterave et continuera à la distiller, ou bien elle fera entrer à l'état brut, dans l'alimentation de ses bestiaux, ce qu'elle ne pourra convertir en alcool ; le tort dont elle aura à se plaindre ne sera pas aussi grand qu'on pourrait, au premier abord, se l'imaginer ; il en serait autrement qu'on ne devrait pas sacrifier à un intérêt limité, un intérêt général ; nos législateurs ne peuvent reculer devant un fléau menaçant ; nous disons plus, ils ne le doivent pas, s'il est vrai, comme l'a dit Balzac, « qu'une génération n'a pas le droit d'en amoindrir une autre ; » or, personne ne peut le contester.

Dᵣ BEAUFUMÉ.

Châteauroux, imp. Vᵉ Migne.

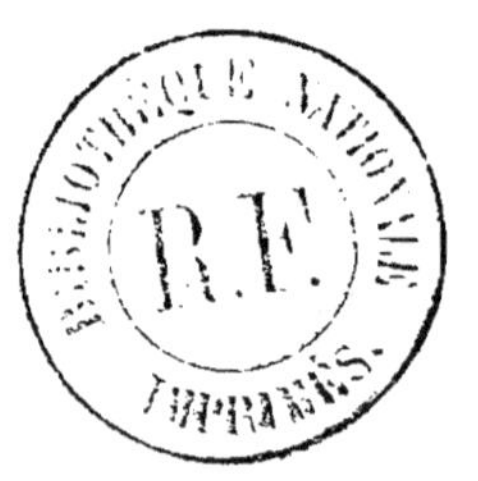